LUTTERBACH

NOUVEAUX PRINCIPES

POUR

MARCHER

BIEN D'APLOMB

AVEC AGRÉABLE IMPRESSION.

MARCHE CADENCÉE

MARCHE SUR LE JARRET

CEINTURES RESPIRATOIRES

OU DEMI-CORSETS.

PRIX : 75 CENTIMES.

Paris

QUAI MALAQUAIS, 15

1859

NOUVEAUX PRINCIPES

DE MARCHE

AGRÉABLE.

Les dames à qui la marche est si
salutaire, ne se priveront plus de cet
exercice dans la crainte de se salir
par la boue.

(Épigraphe de la seconde partie de cet ouvrage, que l'auteur
n'a pu faire paraître vu le temps qu'il a donné au perfectionnement des **Ceintures respiratoires,** ou *Demi-
Corsets amis des Poumons.*)

Paris. — Impr. Emile Voitelain et Ce, r. J.-J.-Rousseau, 15.

LUTTERBACH

NOUVEAUX PRINCIPES

POUR

MARCHER

BIEN D'APLOMB

AVEC AGRÉABLE IMPRESSION.

MARCHE CADENCÉE

MARCHE SUR LE JARRET

CEINTURES RESPIRATOIRES

OU DEMI-CORSETS.

PRIX : 75 CENTIMES.

Paris

QUAI MALAQUAIS, 15

1859

NOUVEAUX PRINCIPES

DE MARCHE AGRÉABLE

CHAPITRE PREMIER.

Nouveaux principes pour marcher bien d'aplomb.

Nous ne traiterons pas de la claudication dans cet ouvrage, malgré sa coïncidence avec les principes que nous allons exposer.

Nous avons rencontré tant d'incrédules à l'apparition de notre *Statique pour ne plus boiter,* qu'il nous paraît prudent de leur laisser le temps de se convaincre, et par l'étude approfondie de l'ouvrage spécial, et par les démonstrations qu'il n'est pas impossible, comme on l'a cru jusqu'alors, de ne plus boiter, même lorsque les jambes ne sont pas égales en longueur.

D'ailleurs, on conçoit combien doivent être rebutées les mille et une personnes qui ont

éprouvé des déceptions en suivant les traite-
ments orthopédiques.

Si l'on apportait à nos leçons la même con-
fiance qui conduit aux leçons de danse pour
corriger une mauvaise tenue, on pourrait arriver aussi vite à ne plus boiter.

En attendant, occupons-nous d'anéantir un
défaut naturel plus généralement répandu, c'est-
à-dire de ce manque d'aplomb de la marche qui
fait que le corps vacille presque de même que
celui des boiteux. Nous pourrions dire plus :
nous pourrions dire que celui-là est atteint
d'une double claudication, puisque son corps
penche à droite et à gauche, tandis que celui
du boiteux ne penche que d'un côté.

Avec les nouveaux principes, plus d'incerti-
tude dans l'équilibre; on marche avec assu-
rance.

A chaque pas, à l'instant où le corps va pencher, il est poussé sur son centre de gravité, et
poussé dans la direction de la marche.

On sent que le corps se transporte avec plus
de facilité, et l'on sent quelque chose d'affermi
qui répand son influence jusque sur le caractère.

Quoique cet ouvrage ne s'adresse pas aux boiteux, ils pourront néanmoins en faire leur profit
par l'application à ce seul côté (au côté qui
penche) du principe que nous allons donner, ce

qui complètera la *Statique pour ne plus boiter.*

Au premier coup d'œil jeté sur le nouveau principe qui empêche le corps de vaciller en marchant, bien des gens s'étonneront de n'avoir pas songé à ce moyen si simple à concevoir et si facile à mettre en pratique.

Cependant il n'est peut-être pas une seule personne, entre celles qui marchent le moins d'aplomb, qui n'ait senti parfois, en marchant, son équilibre se raffermir, mais sans pouvoir se rendre compte comment.

Nous-même, qui nous sommes occupé de ce sujet, nous avons pu arriver jusqu'à présent sans saisir la cause du manque d'aplomb dans la marche.

Il est vrai que toute notre attention s'est portée au perfectionnement des mouvements naturels de la marche, sans songer le moins du monde que, dans ce cas, au lieu de suivre la nature, il fallait juste faire le contraire.

Voici l'explication de ce nouveau principe à suivre pour arriver sans peine à marcher bien d'aplomb :

Lorsque la jambe s'avance pour faire son pas et que le corps la suit, si ce dernier penche de côté, la cause est dans la force de la pensée et de son influence sur les mouvements du corps.

Tant que la pensée vibre, pour ainsi dire, le mouvement ne s'arrête pas. C'est ce qui arrive pour la marche quand la force de la pensée suit le pied qui s'avance. Si l'on ne détourne cette force, elle entraîne le corps au delà de son aplomb, et il penche en dehors dès qu'il n'est plus soutenu par le mouvement de la jambe et l'essor de la pensée.

Ce qui a lieu d'un côté a lieu de l'autre pour ceux dont les jambes sont de même constitution. Le corps penche en dehors de chaque côté où se fait le pas, et ce mouvement de cloche constitue ce que nous avons qualifié de double claudication.

Pour parer à cette disgrâce du corps qui cloche et à la fatigue qui en résulte, attendu qu'il faut relever le poids du corps à chaque pas, voilà tout simplement ce qu'il y a faire :

On ne laisse pas au corps le temps de poser sur le pied qui arrive à terre. La pensée en est détournée aussitôt ; le corps la suit et se porte au plus vite sur la jambe qui se lève et s'avance. Il s'asseoit pour ainsi dire sur cette force d'élévation de la jambe et se trouve maintenu en équilibre jusqu'à ce que le pied arrive à terre ; puis il se reporte au plus vite sur l'autre côté, ainsi qu'il a été dit, pour conserver son aplomb.

Autrement, si le corps est trop poussé sur ce

pied qui arrive à terre, un enfant peut, sans effort, faire tomber un homme sur le côté.

Nous en trouvons l'exemple chez le cavalier. Pour peu qu'il mette d'action à faire détourner son cheval du côté où le pied porte à terre, ce cheval tombe indubitablement.

Un malheureux exemple de ce manque d'aplomb nous a frappé tout récemment. Il était minuit : quatre individus, rue Montmartre, au débouché de la rue du Jour, se prirent de querelle. Nous étions déjà éloigné d'eux quand le bruit nous fit retourner la tête ; trois tombèrent successivement comme des *capucins de cartes*, et le quatrième se sauva. Deux se relevèrent ; mais le troisième, étant sans doute tombé sur la tempe, resta sur place sans mouvement. Les deux autres l'emportèrent tout ensanglanté, mais donnant cependant encore quelques signes de vie.

Après avoir frappé en vain chez les pharmaciens, ils se décidèrent à le transporter au corps-de-garde de la pointe Saint-Eustache, où il fut confié aux soins de l'autorité.

Assurément, l'individu qui s'est sauvé pour avoir fait tomber successivement trois hommes sur le côté, connaissait le défaut d'aplomb dont nous venons de parler.

Qu'on ne nous accuse pas de donner des détails sur un moyen contraire à l'humanité, nous nous serions bien gardé d'appeler l'attention sur ce principe, destructeur des hommes, si nous n'avions de quoi y parer.

Nous l'avons dit dans notre premier livre, quand le corps est près de tomber, si l'on cher-che à le retenir par la force musculaire, la chute devient plus dangereuse dans la plupart des cas. — Il faut, au contraire, pousser l'im-pulsion reçue du côté où le corps penche, mais de manière à le faire tourner, afin de changer la direction de sa pente, pour lui rendre son équilibre. C'est l'effet du coup de fouet sur la pirouette prête à tomber. Si l'on ne pouvait user assez subitement de ce principe pour ga-rantir le corps de sa chute, il resterait encore à prendre attention à ce que le corps, en frap-pant à terre, n'eût pas le temps de peser sur le choc, c'est-à-dire à faire rouler le corps aussitôt qu'il porte à terre.

Par ce moyen, on ôte au choc le temps de réagir sur le corps, l'on est sauvé du mal que le choc peut produire, et l'impulsion qui fait rou-ler le corps peut aussi être une aide pour le relever.

Nous donnerons plus loin une *marche exercée* dont l'exécution fera mieux sentir ce nouveau principe qui maintient fortement l'équilibre dans le cours de la marche.

D'après ce qui a été dit jusqu'à présent, on a pu voir que l'étude du principe pour *marcher bien d'aplomb* est à la portée des plus impatients ; mais il n'en est pas de même pour mettre ces mêmes principes en pratique.

Lorsqu'il s'agit de changer la nature de sa marche, il faut une attention soutenue ou une mémoire supérieure pour ne pas retomber instinctivement dans le défaut qu'on veut éviter.

Il est une vérité incontestable, consacrée par ce proverbe : *L'habitude est une seconde nature.* C'est là notre but; mais, pour l'atteindre sans trop de difficulté, il faut le plus possible faciliter les mouvements et frapper la mémoire par quelques figures, dont la pensée retienne facilement le souvenir et qui soient en rapport avec le nouveau principe.

Par exemple, lorsque le corps se reporte de l'une à l'autre jambe qui se lève, l'équilibre sera maintenu avec plus de facilité si l'on fait agir principalement le milieu du corps, et si les hanches, qui ont une grande force de mouvement, se renvoient, à tour de rôle, le milieu du corps à chaque pas, au moment où il s'écarte de son centre de gravité.

Pour rappeler à la mémoire ce dernier principe, on pourrait dire au marcheur, par exemple : Vous jouez au volant? Représentez-vous les hanches comme étant deux raquettes, par le rapport qu'elles ont entre elles du côté de leur jeu.

Le volant ne peut tomber à terre, tant qu'il est renvoyé de l'une à l'autre raquette. — Le corps ne peut pencher sur le côté tant qu'à chaque pas son milieu est renvoyé de l'une à l'autre hanche, pour le ramener sans cesse à son centre de gravité.

La manière de conduire son pas, que nous venons de donner, et la figure qui vient à l'appui, rendront les mouvements durs, si l'on ne met pas toute son attention à les adoucir.

Mais cette manière est utile, dans le commencement, pour sentir plus fortement l'exécution du nouveau principe, afin qu'il se grave plus vite dans la mémoire.

Plus tard, lorsque les mouvements commencent à devenir instinctifs, on les adoucit en donnant une autre application à la pensée, et une autre figure en frappe la mémoire.

L'idée n'est plus à renvoyer le milieu du corps de l'une à l'autre hanche; elle est entièrement à la jambe qui se lève et s'avance; elle est à ce que le corps se soulève pour surmonter la force d'élévation de la jambe, à la suivre dans la direction de sa marche; elle est, enfin, à ce que le corps soit sur la force ascendante de la jambe et se sente transporté, comme s'il était en voiture, jusqu'à ce que cette force décroisse.

La montée en omnibus, si fréquente et ayant quelque rapport avec les mouvements qui font *marcher bien d'aplomb*, peut servir de rappel à la mémoire pour ce dernier principe qui donne plus de facilité au corps de se transporter sans nuire à l'aplomb.

En effet, le rapport que présente la montée en omnibus quand il roule est lorsque la jambe se lève et s'avance, que le corps en se soulevant porte tout son poids sur cette élévation, pousse de ce côté pour conserver son aplomb et pousse dans la direction du roulement de la voiture pour être transporté sans être obligé de faire des efforts pour le maintien de l'équilibre.

Le cavalier peut encore nous servir de rappel à la mémoire, *pour bien marcher d'aplomb*.

Le cavalier et le cheval présenteront plus de grâce et éprouveront moins de fatigue si le cavalier sait bien entretenir son aplomb et celui de son cheval. Nous l'avons dit, si le cavalier fait détourner son cheval sur la jambe qui finit son pas, le corps n'étant plus soutenu par la force ascendante de la jambe, ce cheval est exposé à tomber.

L'aplomb dans la marche est surtout néces-saire dans l'état militaire, où il faut ménager la fatigue et soutenir la représentation, dans la tenue du corps.

Il est plus difficile à l'officier qu'au soldat de maintenir son aplomb dans la marche, lui qui, pour mieux actionner l'intelligence de ses soldats, se trouve souvent obligé de marquer fortement le pas. Ce n'est qu'avec une attention soutenue qu'il parvient à éviter que le corps vacille d'un côté à l'autre.

Il est vrai que ce mouvement prolongé marque une force d'action qui a quelque chose de martial, et, par conséquent, convient parfaitement dans les camps, sur le champ de bataille.

Mais il n'en est pas de même dans une marche de représentation, dans une revue, après la victoire, quand l'armée, fière, à juste titre, d'avoir rehaussé l'orgueil de la nation, paraît devant le civil. Si la vue est frappée par une marche vacillante, que le balancement des épaules, allant d'un côté à l'autre, vienne choquer le regard, il semble que ce manque d'aplomb dans la marche affaiblit la gravité, le respect que nous inspirent les défenseurs de la patrie.

Pour ramener la marche
à son aplomb.

Jusqu'à ce que l'on se soit habitué à marcher *bien d'aplomb*, et pour ainsi dire mécaniquement, par les nouveaux principes, il faut bien s'attendre à ce que de temps à autre les mouvements naturels se reproduiront et viendront entraver les mouvements étudiés, qu'ils rendront la marche incertaine et feront perdre l'aplomb.

Dans ce cas, dès que l'on sent le corps chanceler, qu'il penche sur le côté : de ce même côté, la jambe avec la hanche se lèvent à une certaine hauteur ; le corps penche sur l'autre côté, qui agit de même à son tour ; et ainsi de suite. Le mouvement devient de plus en plus modéré et de plus en plus précipité. Bientôt, ce n'est plus qu'un piétinement. L'équilibre est rétabli. On est en mesure de reprendre les mouvements pour *marcher bien d'aplomb*.

Marche-exercice pour se préparer
à entretenir l'équilibre en mar-
chant.

Disons, par avance, que la *marche-exercice*, comme prélude, pour mieux entretenir l'équilibre en marchant, indépendamment de ce qu'elle préparera aux marches qui vont suivre, contribuera au moyen de se fortifier les jambes, qui fera un chapitre de la seconde partie de cet ouvrage, que l'auteur n'a pu faire paraître cette année.

La *marche-exercice* s'établit de cette manière : Un jeté de la jambe porte le pied en avant. Il arrive à sa portée. La pointe du pied se baisse aussitôt. Du même coup, le genou monte, les muscles du jarret se raccourcissent. La jambe sent une force qui la soulève et la fait revenir vers le corps. Tant que cette force vibre, elle relève le corps, que le jeté avait entraîné et fait pencher en avant.

Le corps, ramené ainsi sur son centre de gravité, est maintenu sur place, sans vaciller, comme s'il était soutenu de toutes parts, jusqu'à ce que la force qui pousse tombe en décroissement.

Dès que la jambe retombe, que le pied arrive à terre, l'autre pied est jeté au plus vite, de même que le premier ; c'est ainsi que s'établit la *marche-exercice*.

Quand le jeté de la jambe a fait pencher le corps et qu'en se retirant la jambe le redresse, si l'on a conservé assez de souplesse au genou pour qu'il soit ébranlé par les impulsions, il ne faut pas s'en garder : c'est la perfection du principe.

Le marcheur fatigué, pouvant agir en liberté, trouvera dans la *marche-exercice* le moyen de se soulager. Il en éprouvera la sensation au jarret par ce jeté qui le détend et par l'action propre du jarret, qui donne son coup de rétraction ; cette sensation est un nouvel essor pour l'élévation de la jambe.

Marche cadencée par sensations agréables.

Le principe de la *marche cadencée* est facile à saisir après l'exécution de la *marche-exercice*.

Le pas se fait de cette manière : La jambe, par un jeté d'abandon, se porte en avant. Arrivée presque à sa portée, la pointe du pied se baisse, ses muscles se tendent, tirent le pied. C'est un essor donné à la jambe pour la faire avancer davantage. Les muscles du jarret, subitement, se raccourcissent. La pointe du pied porte à terre. Le genou, en abandon, s'ébranle ; il monte à l'aide de cet ébranlement. On sent, dans ce mouvement, quelque chose de voltigeant qui élève la jambe comme par essor ; elle retombe naturellement. Chaque jambe fait de même à son tour, et la *marche cadencée* est au complet.

Maintenant, pour bien en préciser l'exécution,

on compte : *Une*, *deux*, pour la pointe du pied qui s'abaisse et le jarret qui se rétracte.

On augmente le soulagement que l'on doit attendre de la *marche cadencée* si l'on n'apporte pas de restriction en prenant la tenue fière, c'est-à-dire la tenue droite, la tête et le corps quelque peu renversés, en conservant un plein laisser-aller du corps sur les hanches.

La *marche cadencée*, lorsque le corps est bien équilibré, présentant quelque chose de grave et d'agréable en même temps, pourra servir de *marche d'aplomb*, de *marche de tenue* et de *marche d'agrément*.

Inutile de dire que pour rendre *grave* la *marche cadencée*, il faut en ralentir les mouvements; bien équilibrer le corps pour en faire une *marche de tenue*, et précipiter son jeu de ressort pour la constituer en *marche d'agrément*.

On peut aussi faire de la *marche cadencée* une *marche sensitive*, pour faire cesser ces moments d'insensibilité qui font de l'existence un néant. La tension et la rétraction des muscles du jarret donne une sensation agréable selon qu'ils ont été fatigués par la marche.

On augmente ce plaisir hygiénique en goûtant par la pensée les effets agréables que produit le jeu musculaire du jarret.

Lorsque la marche fait éprouver de la fatigue par la continuité des mêmes mouvements, qu'elle devient monotone à la sensation, on obtient un soulagement sensible, et la fatigue cesse en agissant de la manière suivante :

De temps à autre, dans le cours de la marche, on laisse fléchir les genoux ; le corps se cambre pour faire suite à ce mouvement, ce qui le fait pousser les genoux avec douceur et couler, pour ainsi dire, dans la direction de la marche. C'est le *coup de fouet de la marche* pour faire cesser la fatigue.

Le soulagement est plus grand et les genoux coulent mieux dans la direction de la marche si, au même moment qu'ils fléchissent, le corps se cambre en s'asseyant avec abandon sur les hanches. Ce balancement du corps en arrière qui, en revenant en avant, pousse sur la flexion des genoux, est ce qui augmente le soulagement en faisant avancer le corps par balancement.

A part le *coup de fouet de la marche*, qui ne doit être employé que dans les moments où l'on veut ranimer les effets agréables que procure la marche bien exécutée ; à part le *coup de fouet*, disons-nous, les mouvements de la *marche cadencée* peuvent être prononcés sans qu'ils présentent rien de choquant à la vue, même dans les premiers temps de son exécution.

Nous n'en dirons pas autant des premiers essais de nos autres genres de marche, qui nous ont maintes fois attiré cette objection : Il paraîtrait ridicule, en public, de marcher de la sorte.

Jamais pareille objection ne nous a été adressée pour la *marche cadencée*. Au contraire, dès les premiers pas de cette marche, ceux qui nous abordaient s'exprimaient tous à peu près en ces termes : — Oh ! quelle est cette marche? en y mettant ce ton de parole qui semblait dire : — Elle doit plaire à tout le monde.

Cette espèce d'encouragement pour nos découvertes de nouveaux principes, en nous donnant un certain degré d'enthousiasme, nous a poussé peut-être un peu trop loin dans les détails de la *marche cadencée*, détails dont l'étendue ne peut qu'affaiblir l'attention de tout autre que celle de l'auteur.

Marche sur le jarret.

La *marche sur le jarret*, chacun le sait, n'est pas nouvelle; de tout temps on l'a citée comme

étant la plus naturelle et celle qui nous fait soutenir le plus longtemps l'action de la marche.

En effet, la nature a formé le jarret de muscles d'une très forte résistance et entrecroisés
de telle sorte qu'ils peuvent soutenir avec une
grande puissance le poids du corps, et par leur
écartement et leur rapprochement, cette disposition des muscles donne au jarret une extrême
facilité de flexion et une force supérieure à la
jambe quand elle se redresse.

Mais si la *marche sur le jarret* fatigue moins
les jambes, c'est à la condition, bien entendu,
de faire jouer convenablement les ressorts du
jarret.

La *marche sur le jarret*, mal comprise par les
uns, imparfaitement expliquée par les autres,
fait que jusqu'à présent elle n'a pas été appré-
ciée à sa juste valeur.

Nous avons entendu dire à maintes personnes
que pour bien marcher sur le jarret, il fallait
conserver de la fermeté au genou, en sorte qu'il
ne puisse fléchir à chaque pas.

Cependant il est facile de concevoir que, si le
genou conserve de la raideur, ce sera transformer
la jambe en une espèce de colonne sur laquelle
le poids du corps viendra frapper à chaque pas,
ce qui ne peut que donner de la dureté à la
marche et fatiguer les jambes promptement.

C'est en conservant de la fermeté au jarret et de la souplesse au genou que l'articulation fléchit par élasticité; quand le corps pèse dessus par choc ou par secousse, toute fatigue est épargnée à la jambe ainsi que toute réaction de corps dur, qui toujours se porte sur la partie la plus faible du corps. C'est ce qui, parfois, détermine le point de côté, la hernie, sans qu'à peine on puisse soupçonner d'où en provient la cause.

Les observations ci-dessus sont la réponse aux personnes qui prétendent que, pour bien marcher sur le jarret, il faut conserver de la fermeté au genou.

Un autre raisonnement plus rationnel est venu frapper nos oreilles : — Il faut marcher avec fermeté sur le jarret, exprimait le raisonnement de ces autres observateurs. La nature a constitué spécialement le jarret pour soutenir le mouvement de la marche. La preuve de cette assertion est que plus on marche sur le jarret, plus il se fortifie, et que la fatigue ne s'y fait ressentir que dans les premiers temps qu'on le fait travailler avec fermeté, tandis que toute autre partie de la jambe s'affaiblit lorsqu'on la fait travailler avec fermeté et quelque peu de continuité.

Ce raisonnement est complet pour indiquer le résultat de la *marche sur le jarret*. Mais nous n'y trouvons pas l'essentiel, c'est-à-dire l'explication de la manière exacte de conduire le pas de la *marche sur le jarret* pour arriver au résultat que l'on doit en attendre, et nous voyons bien des gens se priver de ses avantages parce qu'il faut se donner la peine de chercher.

Nous allons tâcher d'en expliquer les principes, en sorte qu'ils puissent être saisis sans peine et mis en pratique avec facilité.

D'abord, pour règle générale, on prend la tenue droite et quelque peu renversée, afin que le corps se trouve légèrement en arrière du pied qui porte à terre; autrement, ainsi qu'il a été dit plus haut, le corps pèse comme sur une colonne et la jambe en éprouve de la fatigue.

Et pour éviter toute raideur dans les mouvements, on conserve le laisser-aller du corps sur les hanches. Ce qui est, en outre, une réserve pour fournir à la longueur du pas.

Passons maintenant aux principes spéciaux de la *marche sur le jarret*. — Pour faire son pas, la jambe s'avance avec souplesse, — le pied pose à terre, — à ce moment, l'idée pousse d'avant en arrière sur le haut du jarret, — celui-ci tend comme la corde d'un arc. Ses muscles jouent par élasticité. — Cet ébranlement musculaire porte le corps en avant comme par jeu de ressort.

Les principes exposés dans l'indication ci-dessus suffiront pour exécuter avec précision la *marche sur le jarret*. Ces principes sont positifs ; ils ont pour pierre de touche la sensation. — C'est par cette voie de la nature que nous avons été fixé sur les principes de la *marche sur le jarret*.

Perfection de la marche sur le jarret.

Il n'est peut-être pas une personne dans le monde qui ne se soit trouvée à même de ressentir l'influence de la pensée sur les mouvements du corps. Aussi, d'après ce principe, allons-nous avoir recours à la pensée pour arriver à la perfection de la *marche sur le jarret*.

Nous avons déjà fait jouer un rôle à la pensée dans les principes les plus simples que nous avons donné à l'article précédent. Là nous avons fait frapper la pensée, d'avant en arrière, sur le haut du jarret, en même temps que le pied porte à terre ; ici nous ferons de même, — mais en partant de ce point qui est le plus propice pour faire jouer l'élasticité du jarret, la pensée glissera en remontant. — Ce mouvement prolongé rendra la sensation plus agréable et soulèvera le corps avec plus de légèreté.

Nous ajouterons que les mouvements arrondis ayant toujours plus de douceur, il faut que l'idée donne quelque chose d'arrondi à son impulsion, c'est-à-dire qu'en frappant sur le jarret d'avant en arrière, pour revenir en avant elle formera quart de cercle. Il y aura plus de douceur dans le jeu qui ébranle le jarret, soulève le corps et le porte en avant.

Un dernier mot pour l'agrément sensitif de la *marche sur le jarret*. La force de la pensée ne se portera que sur la jambe qui fait le pas, l'autre jambe sera en plein laisser-aller, jusqu'à ce qu'à son tour elle se mette en action. D'un côté sera la sensation que donne le mouvement et de l'autre celle que laisse ressentir son absence ; — ce contraste de sensations devenant alternatif par l'action de la marche, fait ressentir une impression d'essor qui se renouvelle à chaque pas.

De la course.

A ce qui a été dit pour la course dans notre premier livre, nous ajouterons les principes de la *marche sur le jarret,* ce sera un moyen de plus pour épargner la fatigue inévitable dans cet exercice. — Il est connu que changer de mouvement équivaut presque au repos. — D'ailleurs ne serait-ce que pour choisir entre plusieurs principes celui qui s'accorde le mieux avec notre disposition du moment, ce serait déjà un grand point de soulagement. — On peut s'en rendre compte par la chaussure ; si nous en changeons dans le cours d'un long trajet, nous pouvons continuer la marche avec moitié moins de fatigue.

Revenons à l'action de la course, rappelons qu'elle ne diffère d'une manière bien tranchée de celle de la marche qu'autant que les deux pieds quittent la terre à chaque pas et qu'à chaque pas l'on puisse passer une lame sous les pieds sans les toucher ; il est donc indispensable pour la course de forcer les mouvements qui soulèvent le corps, et ceux qui le portent en avant pour la rapidité de la course.

Nous voici à l'application du principe de la *marche sur le jarret* à la course. — Suivant la force de cette action l'idée frappera, d'avant en arrière, sur le haut du jarret tendu et glissera en remontant pour se reporter en avant avec la même force d'action que celle de la course, afin que le corps, aidé par ces divers élans de la pensée, augmente le jeu de ressort du jarret qui soulève et transporte le corps avec la même facilité que s'il n'était mû que par les mouvements purement mécaniques du corps.

Dans la course, la tenue des bras n'est pas sans importance; car, si on les abandonne à leur propre mouvement, leur balancement, utile dans la marche pour soutenir l'équilibre du corps, devient fatigant par les secousses que leur imprime l'action de la course.

Pour obvier à cet inconvénient, on a essayé diverses manières de donner un appui aux bras, entre autres, la position des mains sur les hanches; mais le balancement se trouvant ainsi trop restreint, on a dû y renoncer pour adopter la position des bras balants, mais en les pliant, en sorte que les poings se trouvent élevés à la hauteur de la poitrine, en raison de ce que les avant-bras, dans cette position horizontale, aident à fendre l'air, qui offre de la résistance selon la rapidité de la course.

Nous avions cru devoir adopter cette position des bras, mais un certain coureur espagnol nous a fait changer d'opinion.

Il y a peu d'années, ce coureur, nommé Genaro, se donnait en spectacle aux courses de Longchamps. La Société des courses avait engagé pour lui un prix de 2,000 fr. s'il parvenait à vaincre dix cavaliers, non pas en vitesse, mais en trajet. Cet intrépide coureur, ayant fait quatorze lieues d'une seule traite (il était dit que coureur ou cavalier ne devaient s'arrêter en au-

cune manière sous peine de perdre le pari).
Après avoir couru quatorze lieues, disons-nous,
Genaro eut la douleur de se voir tomber la face
contre terre, lorsque huit chevaux sur dix
avaient abandonné l'arène.

Ce coup nous a frappé. Nous avions cru un
instant que la tenue des bras de Genaro pouvait être la cause de cet échec. Les mains te-
naient les revers de l'habit, les coudes étaient
élevés à la hauteur de la poitrine. Cette position
des bras offrant une vaste surface à la résistance
de l'air, nous avait fait penser qu'elle avait été
un obstacle pour empêcher Genaro de résister
plus longtemps à l'action de la course.

Nous ne pouvions en rester là pour un principe dont l'étude rentre dans notre ressort.

En quittant Longchamps pour revenir à notre
domicile, la traversée du bois de Boulogne nous
offrait un champ très propice à l'expérience que
nous désirions faire en courant d'un bout à
l'autre du bois de Boulogne d'une seule traite.

Durant ce long trajet, nous avons pu nous
rendre compte qu'il y avait grand avantage à
tenir les bras dans la position qui donne le plus
d'étendue à la poitrine, afin de respirer plus largement. Aussi Genaro, fort de ses moyens,
a-t-il demandé une revanche dans laquelle il a
triomphé.

La respiration doit être considérée comme étant le point le plus essentiel à observer dans l'action de la course.

Lorsque l'air remplit largement la poitrine, il maintient les organes sujets à s'ébranler par l'action de la course, et le corps se transporte avec plus de légèreté.

Chaque coup d'aspiration est un coup de piston pour augmenter l'essor qui transporte le coureur.

Le contraire a lieu pour l'expiration. Plus le coureur vide ses poumons, plus il perd de force, et si l'haleine s'échappe brusquement, le point de côté et même la hernie peuvent se déclarer à l'instant.

C'est pourquoi le coureur doit toujours conserver le plus d'air possible dans les poumons pour ne pas exposer sa santé ; et pour soutenir la force qui soulève le corps, on doit toujours tendre à donner aux poumons plus d'air qu'ils n'en perdent.

Nous n'entrerons pas en détails sur ce sujet, vu qu'ils sont exposés dans notre *Art de respirer*.

Seulement, nous reproduirons ici la *respiration isochrone*, attendu son importance pour ré-

gler la circulation du sang, afin d'éviter la suf-
focation à laquelle sont sujettes les personnes
qui n'ont pas l'habitude de courir :

Une main prend l'autre main à la hauteur du
poignet, le pouce cherche l'artère pour sentir
le battement du pouls, l'on est en position pour
exécuter la *respiration isochrone.*

On accorde chaque aspiration avec chaque
pulsation, et comme la pulsation est plus fréquente que l'aspiration, on divise celle-ci en
deux ou trois temps. — Donc la reprise d'haleine, dans ce cas, se fait de même que pour la
division de notes en musique.

Lorsqu'il y a inégalité dans la pulsation, on
en rétablit la régularité en faisant arriver le
temps d'aspiration en même temps que les pul-
sations. Et pour ralentir la circulation du sang,
on ne fait arriver chaque temps d'aspiration que
vers la fin de la pulsation de manière à en pro-
longer le mouvement, et, par ce moyen, arriver
à ralentir la circulation du sang dont l'agitation
est toujours provoquée avec trop de force, malgré toute la modération que l'on peut apporter
en courant.

On obtiendra, mieux encore, le calme dans la
circulation en faisant tomber le pas d'accord
avec le temps d'aspiration qui suit la pulsation.

Il est facile de concevoir que l'agitation du sang doit avoir lieu quand diverses impulsions le contrarient avec force; et que, si l'on met d'accord ces mêmes impulsions, elles nous représentent les causes qui amènent la paix après les oppositions qui avaient provoqué la guerre.

CHAPITRE II.

Ceintures respiratoires
ou demi-corsets amis des poumons.

Nous ne pouvions traiter du soulagement et de l'agrément à apporter dans la marche sans parler de la nouvelle invention des *Ceintures respiratoires* ou *demi-corsets amis des poumons*.

En effet, si l'on jette un coup d'œil sur la disposition des ressorts de la *Ceinture respiratoire*, on voit que le jeu de ces ressorts doit aider beaucoup le corps dans les mouvements qui le soulèvent en marchant.

La *Ceinture respiratoire* est indispensable dans toutes les marches forcées pour garantir du point de côté, de la hernie, surtout pour les personnes délicates.

La *Ceinture respiratoire* est utile dans la jeunesse pour maintenir les corps délicats contre tout exercice auquel les enfants s'exposent au risque de compromettre leur santé. Quant aux dames, vu qu'elles nous en ont inspiré l'invention, nous en avons assez dit sur les avantages qu'elles peuvent en retirer ; nous rappellerons seulement, pour les personnes atteintes de maux de nerfs, que le jeu de ressort de la *Ceinture respiratoire* est le seul moyen qui puisse conduire à une parfaite guérison, par la raison que les maladies de nerfs viennent toujours quand l'on se trouve forcé de restreindre, de concentrer leur mouvement, et qu'il se trouve augmenté en même temps qu'adouci par le jeu de ressort de la ceinture.

Nous l'avons dit, le mouvement est la nourriture des nerfs lorsqu'il est doux et continu. Le mouvement qui comprime subitement celui des nerfs sensibles les tuent. Le mouvement forcé peut leur être favorable, mais ce n'est qu'à la condition qu'aussitôt produit il soit divisé, prolongé à l'extrême par un jeu de ressort tel que celui de la *Ceinture respiratoire*.

Les calmants que l'on oppose aux douleurs nerveuses ne sont qu'un palliatif qui calme la souffrance des nerfs aux dépens de leur force ; mais lorsqu'ils se raniment la maladie reprend son intensité. Si parfois il y a guérison, c'est par la rencontre favorable des mouvements, soit du physique, soit du moral, avec ceux du système nerveux, mais jamais par les médicaments ; aussi les médecins ont-ils toujours le soin de prescrire l'exercice à leurs malades atteints de maux de nerfs.

La *Ceinture respiratoire* aura une certaine importance dans les ménages. Son jeu d'élasticité, en divisant les mouvements du corps, donne au sang une activité qui plaît aux nerfs, et, par conséquent, dispose à la bonne humeur.

Pour les jeunes garçons, la *Ceinture respiratoire* soutient les reins et force à marcher légèrement.

Pour les jeunes filles, elle maintient la taille, développe la poitrine; le corset produit un effet contraire.

Ajoutons que pour les dames enceintes la *Ceinture respiratoire* sera d'une grande utilité; elle ne remonte pas comme les ceintures adoptées jusqu'à ce jour.

Dans quelques années on connaîtra le bon résultat de la *Ceinture respiratoire;* on saura l'apprécier et rendre justice à celui qui aura procuré un grand soulagement par cette invention.

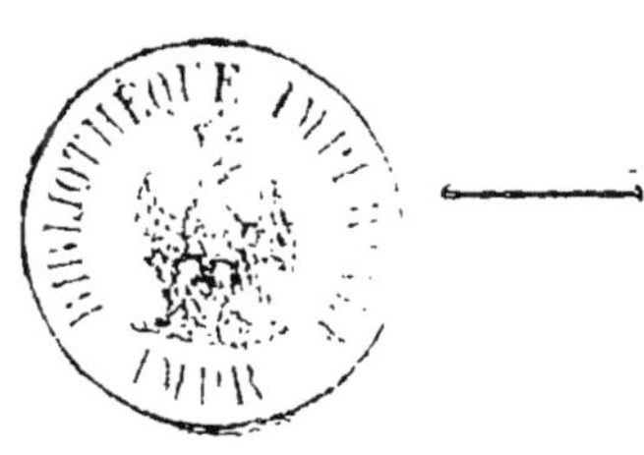